Manual + Atividades = Aprender

Thieme Revinter

Manual + Atividades = Aprender

Fernanda Miguel Torres
Fonoaudióloga pela Faculdade Metodista Integrada Izabela Hendrix – Belo Horizonte, MG
Pós-Graduada em Linguagem pela Universidade de Ribeirão Preto, SP

Thieme
Rio de Janeiro • Stuttgart • New York • Delhi

Dados Internacionais de Catalogação na Publicação (CIP)
(eDOC BRASIL, Belo Horizonte/MG)

T693m
  Torres, Fernanda Miguel
  Manual + Atividades = Aprender / Fernanda Miguel
Torres. – Rio de Janeiro, RJ: Thieme Revinter, 2024.

  18,5 x 27 cm
  ISBN   978-65-5572-275-8
  eISBN 978-65-5572-276-5

  1. Fonoaudiologia. 2. Distúrbios da fala. 3. Aquisição
de linguagem. I. Título.

CDD 616.855

Elaborado por Maurício Amormino Júnior – CRB6/2422

Contato com a autora:
fernandamigueltorres@hotmail.com

Nota: O conhecimento médico está em constante evolução. À medida que a pesquisa e a experiência clínica ampliam o nosso saber, pode ser necessário alterar os métodos de tratamento e medicação. Os autores e editores deste material consultaram fontes tidas como confiáveis, a fim de fornecer informações completas e de acordo com os padrões aceitos no momento da publicação. No entanto, em vista da possibilidade de erro humano por parte dos autores, dos editores ou da casa editorial que traz à luz este trabalho, ou ainda de alterações no conhecimento médico, nem os autores, nem os editores, nem a casa editorial, nem qualquer outra parte que se tenha envolvido na elaboração deste material garantem que as informações aqui contidas sejam totalmente precisas ou completas; tampouco se responsabilizam por quaisquer erros ou omissões ou pelos resultados obtidos em consequência do uso de tais informações. É aconselhável que os leitores confirmem em outras fontes as informações aqui contidas. Sugere-se, por exemplo, que verifiquem a bula de cada medicamento que pretendam administrar, a fim de certificar-se de que as informações contidas nesta publicação são precisas e de que não houve mudanças na dose recomendada ou nas contraindicações. Esta recomendação é especialmente importante no caso de medicamentos novos ou pouco utilizados. Alguns dos nomes de produtos, patentes e design a que nos referimos neste livro são, na verdade, marcas registradas ou nomes protegidos pela legislação referente à propriedade intelectual, ainda que nem sempre o texto faça menção específica a esse fato. Portanto, a ocorrência de um nome sem a designação de sua propriedade não deve ser interpretada como uma indicação, por parte da editora, de que ele se encontra em domínio público.

© 2024 Thieme. All rights reserved.

Thieme Revinter Publicações Ltda.
Rua do Matoso, 170
Rio de Janeiro, RJ
CEP 20270-135, Brasil
http://www.thieme.com.br

Thieme USA
http://www.thieme.com

Design de Capa: © Thieme
Imagem da Capa: imagem da capa combinada pela
Thieme usando as imagens a seguir:
garota lendo livros © brgfx/br.freepik.com
bebe fofo rastejando © brgfx/br.freepik.com

Impresso no Brasil por Forma Certa Gráfica Digital Ltda.
5 4 3 2 1
ISBN 978-65-5572-275-8

Também disponível como eBook:
eISBN 978-65-5572-276-5

Todos os direitos reservados. Nenhuma parte desta publicação poderá ser reproduzida ou transmitida por nenhum meio, impresso, eletrônico ou mecânico, incluindo fotocópia, gravação ou qualquer outro tipo de sistema de armazenamento e transmissão de informação, sem prévia autorização por escrito.

Dedico esta obra aos meus filhos Bruno e Pedro, por tudo que tenho aprendido com vocês. Por vocês, eu levanto todos os dias e tento ser uma pessoa melhor. Vocês são vitais na minha vida.
Agradeço a Deus e aos meus amigos verdadeiros, por cada amanhecer e pelas escolhas certas e erradas que a vida nos proporciona.

MANUAL + ATIVIDADES = APRENDER

Quando buscamos os significados das palavras: **manual** – "1. livro pequeno. 2. livro que sumariza as noções básicas de uma matéria ou assunto = compêndio. 3. guia prático que explica o funcionamento de algo" (dicionário.priberam.org – virtual); **atividades** – "1. qualidade do que é ativo. 2. faculdade de exercer a ação. 3. exercício ou aplicação dessa capacidade..." (dicionário.priberam.org – virtual); **aprender** – "1. adquirir conhecimento ou domínio (de assunto, matéria etc.) através do estudo ou da prática, instrui-se. 2. torna-se hábil (em). 3. torna-se capaz (de) pouco a pouco." (meudicionario.org - virtual).

Damos conta que este livro foi criado para facilitar e ajudar a vida dos profissionais e crianças que o requerem (manual + atividades = aprender).

Levará a cabo o trabalho de consciência fonológica, leitura escrita, dislexia, atraso simples de linguagem, dentre outros ligados a alfabetização e desenvolvimento global de linguagem.

A criança aprenderá de forma divertida, enriquecedora e eficaz.

Este manual terá várias atividades divertidas e didáticas.

SUMÁRIO

EXERCÍCIOS 1

RESPOSTAS 47

Manual + Atividades = Aprender

🌳 Thieme Revinter

EXERCÍCIOS

1) Marque com X a vogal que corresponde à palavra:

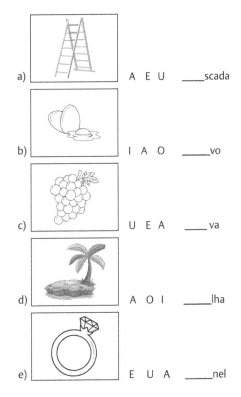

a) A E U ____scada

b) I A O ____vo

c) U E A ____va

d) A O I ____lha

e) E U A ____nel

2) Complete com as sílabas:

BA   BE   BI   BO   BU

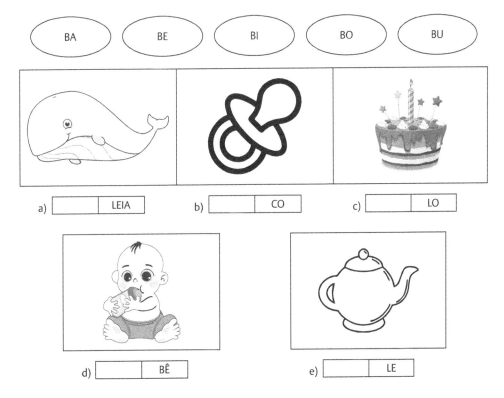

a) ____ LEIA   b) ____ CO   c) ____ LO

d) ____ BÊ   e) ____ LE

3) Faça um círculo na palavra que corresponde ao desenho:

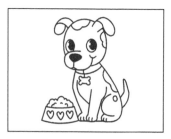

Cachorro   Quinta   Cota

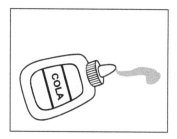

Cenoura   Cola   Caixa

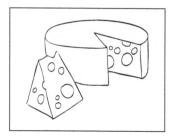

Cabelo   Queijo   Cubo

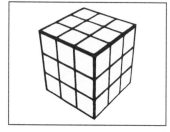

Coelho   Cubo   Casa

4) Sublinhe as palavras que possuem a letra -d:

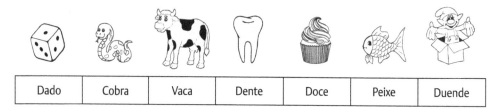

| Dado | Cobra | Vaca | Dente | Doce | Peixe | Duende |

EXERCÍCIOS

5) Escreva dentro do quadrado as palavras que possuem a letra -f:

Foca   Figura
Chapéu Vestido
Pirulito Furacão
Faca   Vagalume
Café   Boi
Mamão   Festa

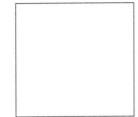

6) Combine as sílabas e forme 10 palavras:

GA	DE	RRA	BE
TO	GUE	GO	LO
GU	TA	LA	GUI

1 _____   2 _____
3 _____   3 _____
5 _____   4 _____
7 _____   5 _____
9 _____   10 _____

7) Pinte conforme as indicações:
- Pinte de amarelo os objetos que aparecem no retângulo de cima, mas não aparecem no retângulo de baixo.
- Pinte de vermelho os objetos que aparecem no retângulo de baixo, mas não aparecem no retângulo de cima.
- Pinte de azul os objetos que aparecem nos dois retângulos.

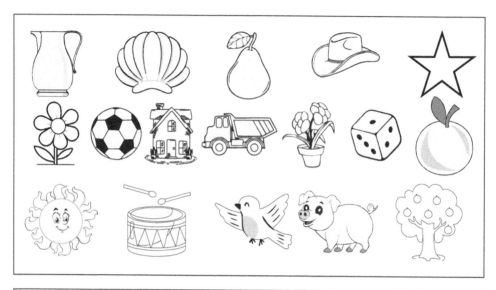

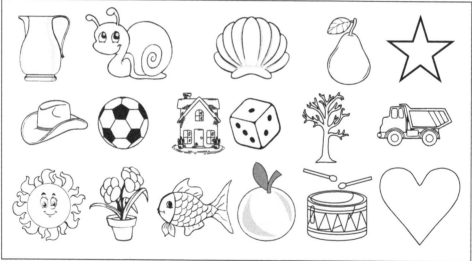

EXERCÍCIOS

8) Pinte, conte e escreva o número correto:

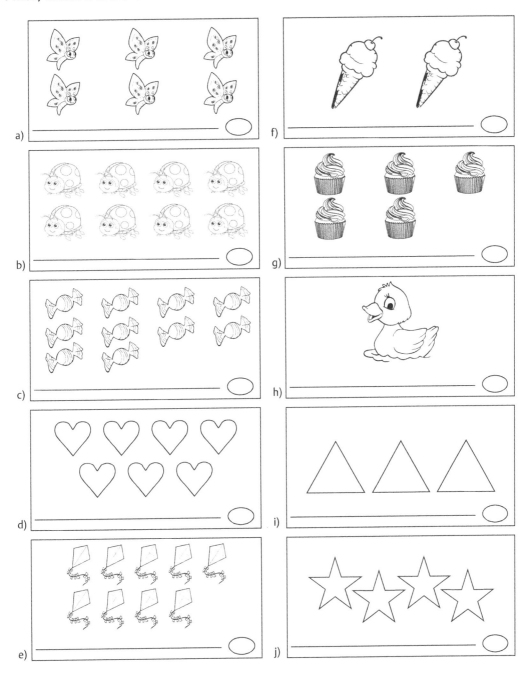

9) Una os pontos:

10) Vamos encontrar os meses do ano:

JANEIRO   FEVEREIRO   MARÇO   ABRIL   MAIO   JUNHO   JULHO
AGOSTO   SETEMBRO   OUTUBRO   NOVEMBRO   DEZEMBRO

```
S E T E M B R O M L P N D Y I O B A R J F
O P M N B B I U R T R M A I O M N F S Z W
J U L H O M B T M K M C R T O A B R I L Q
M X X M N J L U U N O V E M B R O J F D S
J A N E I R O B N Z S A M A R Ç O M N J K
M O N J C V M R P O L O P L P J U N H O M
B V C N M O L O D M K D E Z E M B R O M K
A G O S T O O H F E V E R E I R O N A S D
```

11) Complete as palavras:

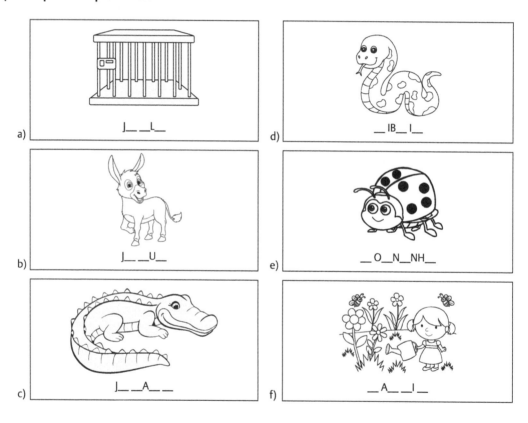

a) J_ _L_

b) J_ _U_

c) J_ _A_ _

d) _IB_ I_

e) _O_N_NH_

f) _A_ _I _

EXERCÍCIOS

12) Forme palavras:

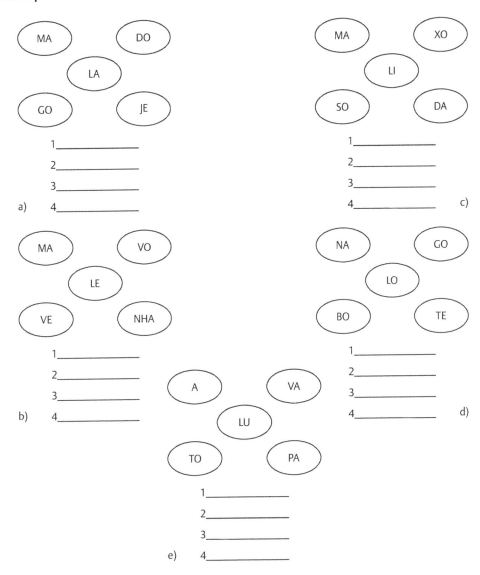

13) Marque a sílaba correta para formar a palavra:

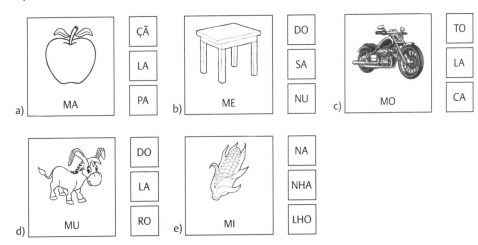

14) Conte e escreva quantas pintinhas tem cada joaninha:

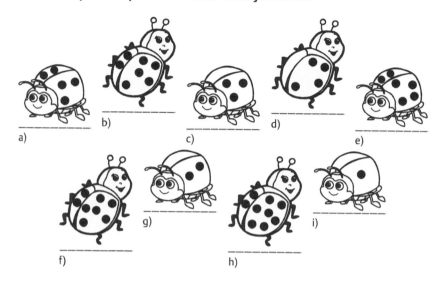

15) Circule a palavra que represente o nome do desenho:

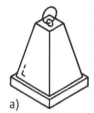

a)

puilo	quilo	cilo
qilo	pilo	bilo
dilo	quio	quil

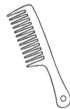

pemte	pete	mete
mente	penfe	pente
qente	quente	petem

c)

b)

roba	rroda	doda
voda	toda	dorra
daro	roda	roba

16) Pinte os desenhos com as cores indicadas: amarelo – bebidas, vermelho – frutas, verde – verduras, azul – sementes:

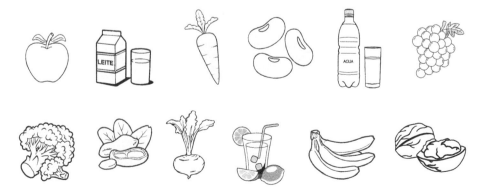

17) Complete com as sílabas abaixo para formar as palavras:

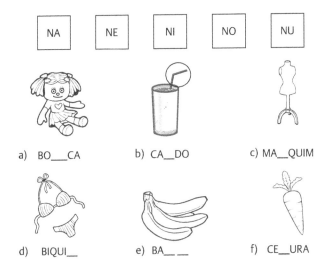

a) BO___CA b) CA___DO c) MA___QUIM

d) BIQUI___ e) BA___ ___ f) CE___URA

18) Complete os vagões na sequência de 1 a 10:

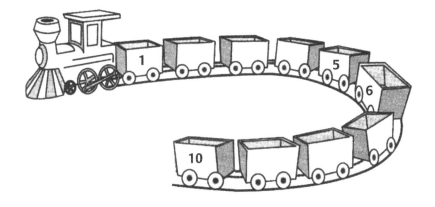

19) Circule uma dezena de aviõezinhos:

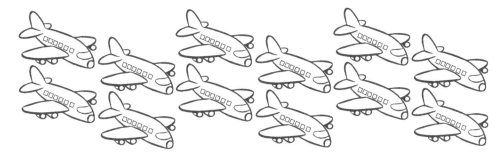

20) Indique a sílaba onde se encontra a letra -p:

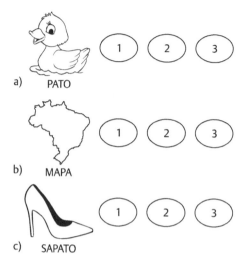

21) Pinte a vogal que começa cada desenho:

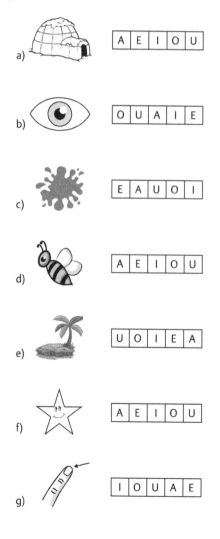

22) Circule onde a palavra está escrita corretamente:

PATO	TOPAATOPOTAPPOTAPATOIOAPPOAT
AZUL	LUZAZULLLAZUZULAAZULUZALZAUL
LIVRO	OVRILRIVOLLOVIRLIVROIROLRILOV
BRAÇO	ORÇABÇABROROBÇABROÇABRAÇORO
PRAIA	RALAPAPALARAPRLAPRAIAAIPARPAR
CAMISA	ASIMACMISACAMASICACAMISASAMI
FAZER	ERZAFZAFERREZAFFAZERZEFARZERA
ÁRVORE	REVORÁVÁREROÁRVOREVOERÁRVÁ

23) Circule o animal maior:

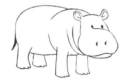

24) Circule o quadrado que tem mais abelhas:

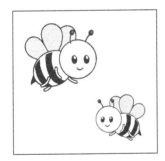
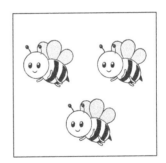

25) Observe a sequência e continue:

26) Complete a sequência de números de 1 até 10:

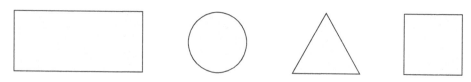

27) Pinte de azul o triângulo, vermelho o círculo, verde o retângulo e laranja o quadrado:

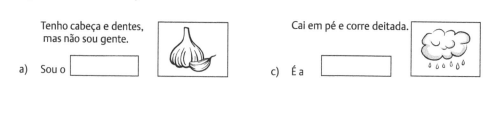

28) Complete as adivinhações:

a) Tenho cabeça e dentes, mas não sou gente.
Sou o ▭

c) Cai em pé e corre deitada.
É a ▭

b) Tem asa e não voa.
É a ▭

29) Ligue as palavras com os desenhos:

Quatro

Gato

Queijo

Gota

Quarto

Quilo

Goma

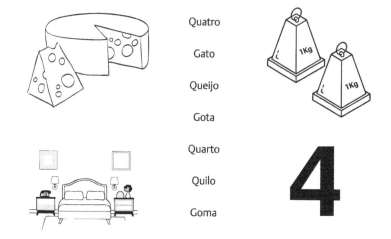

EXERCÍCIOS

30) Ordene as sílabas para formar palavras:

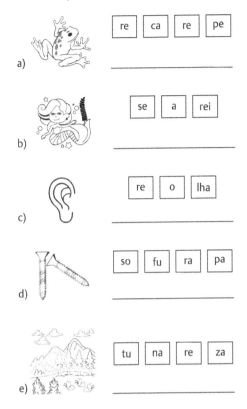

a) re | ca | re | pe _____

b) se | a | rei _____

c) re | o | lha _____

d) so | fu | ra | pa _____

e) tu | na | re | za _____

31) Escolha a palavra correta:

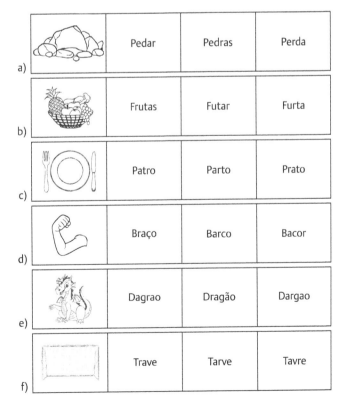

a)	Pedar	Pedras	Perda
b)	Frutas	Futar	Furta
c)	Patro	Parto	Prato
d)	Braço	Barco	Bacor
e)	Dagrao	Dragão	Dargao
f)	Trave	Tarve	Tavre

32) Circule a palavra que represente o desenho:

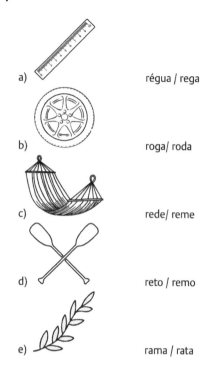

a) régua / rega

b) roga / roda

c) rede / reme

d) reto / remo

e) rama / rata

33) Faça um X nas tartarugas que vão para a esquerda:

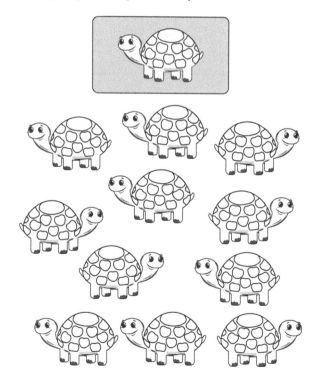

34) Ligue os desenhos à sua letra inicial:

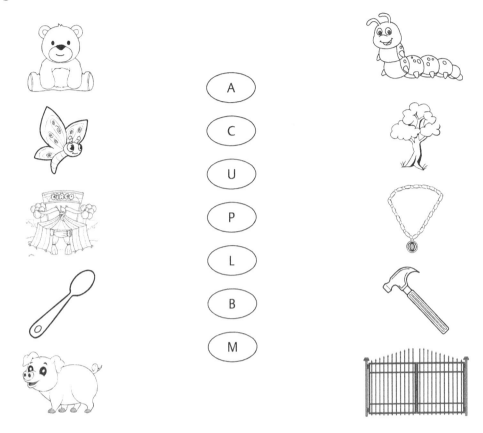

35) Escreva nos quadrinhos as letras que formam as palavras:

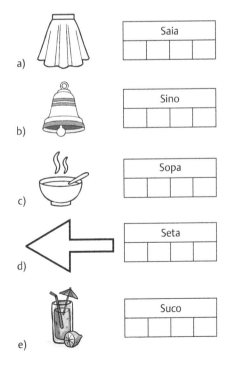

36) Ordene as letras para formar a palavra de acordo com o desenho:

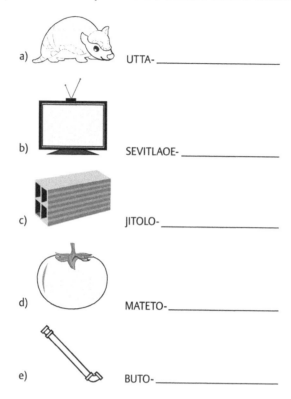

a) UTTA- _____

b) SEVITLAOE- _____

c) JITOLO- _____

d) MATETO- _____

e) BUTO- _____

37) Marque as frases corretas:

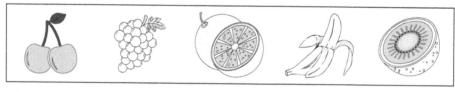

( ) A uva está entre a cereja e a laranja.
( ) A cereja é a última fruta.
( ) A banana está entre a uva e o kiwi.
( ) A laranja está no meio.
( ) O kiwi é o primeiro.

EXERCÍCIOS

38) Complete as frases com os desenhos:

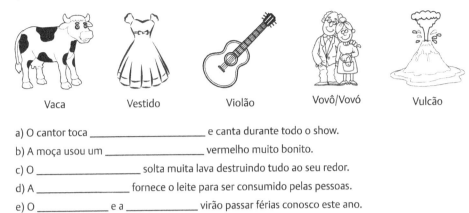

a) O cantor toca _____ e canta durante todo o show.
b) A moça usou um _____ vermelho muito bonito.
c) O _____ solta muita lava destruindo tudo ao seu redor.
d) A _____ fornece o leite para ser consumido pelas pessoas.
e) O _____ e a _____ virão passar férias conosco este ano.

39) Veja os desenhos, recorte as sílabas e monte as palavras:

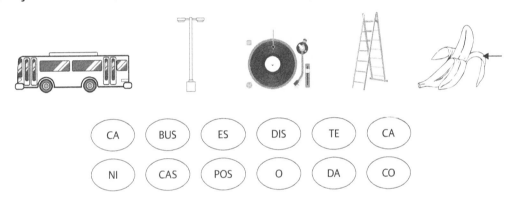

40) Tire e a sílaba indicada e escreva uma nova palavra:

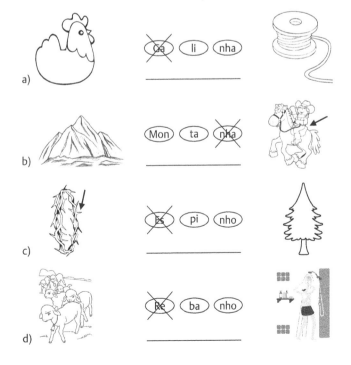

41) Complete as palavras com vogais:

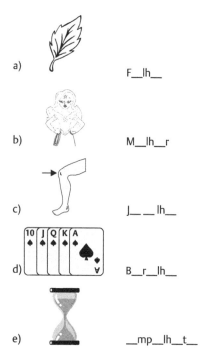

a) F_lh_

b) M_lh_r

c) J_ _lh_

d) B_r_lh_

e) _mp_lh_t_

42) Busque os seguintes animais:

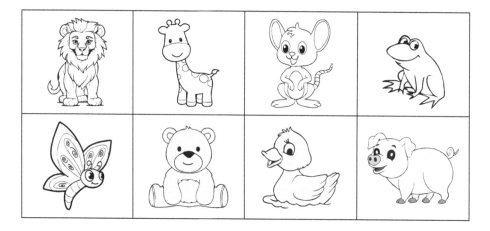

EXERCÍCIOS

43) Classifique:

Maçã, laranja, alface, cenoura, melancia, batata, pepino, melão, vagem, brócolis, morango, goiaba, mamão, beterraba, berinjela, tangerina, couve, uva, mandioca e cereja.

Frutas	Verduras

44) Siga as instruções:

Encontre as palavras: cozinha; banheiro; quarto; jardim; copa; sala; garagem.

```
N B A N H E I R O M N J K L O I C
M K P L I K S A L A I M K O U L O
C O Z I N H A M J K J I O K O K P
M M N M K K G A R A G E M K I I A
B A S A A A E R F D Q U A R T O I
J A R D I M K L O M K J H B N J N
```

45) Faça a cruzadinha e depois coloque as palavras em ordem alfabética:

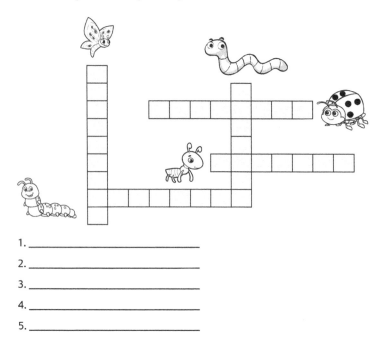

1. _____
2. _____
3. _____
4. _____
5. _____

46) Coloque a letra no lugar certo e faça 3 frases com cada palavra:

a)
B
1. _____
2. _____
3. _____

b)
F
1. _____
2. _____
3. _____

c)
G
1. _____
2. _____
3. _____

d)
C
1. _____
2. _____
3. _____

e)
D
1. _____
2. _____
3. _____

EXERCÍCIOS

47) Encontre as profissões no quadro e depois escreva cada palavra abaixo da imagem que melhor a represente:

MÉDICO – PROFESSORA – ARQUITETO – DENTISTA – QUÍMICO – ASTRONAUTA – ADVOGADO – ENGENHEIRO – CHEF – ENFERMEIRA

```
E R M N B H P R O F E S S O R A M N N A
Q X D E N T I S T A J D S A S S X Z I S
U Q W Q E R T Y U A R Q U I T E T O I T
I U S A T Y U M E D I C O M L K J G U R
M D D M S D D R F C V D F E R D H F H O
I M O A D V O G A D O M S S D E V C D N
C H E B N M E N G E N H E I R O L M O A
O K J N M K L P I U Y T B H J I K H I U
C H E F F N I F H V B N M K I G H H H T
Z E C X S D D E N F E R M E I R A C S A
```

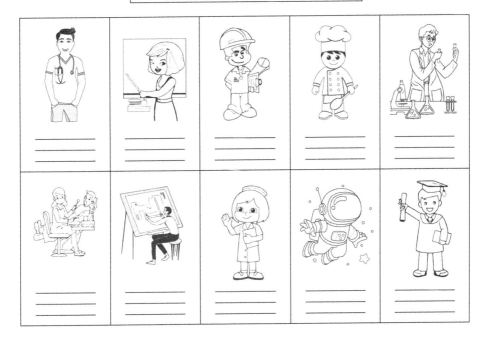

48) Marque com X a palavra escrita de forma errada e explique o erro:

Lápis	Lamis	1._____
Limão	Limam	2._____
Romulado	Rotulado	3._____
Etucacao	Educação	4._____
Céu	Cel	5._____
Restaurante	Restalrante	6._____
Cocido	Cozido	7._____
Búfalo	Buvalo	8._____
Panana	Banana	9._____
Ônibus	Unibuz	10._____
Matemática	Mademadica	11._____
Ponpa	Bomba	12._____
Esporte	Exborte	13._____
Calça	Calza	14._____
Lençol	Lenzou	15._____

49) Ligue as imagens com o fonema (som) correspondente:

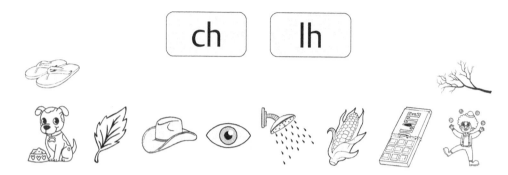

50) Complete as palavras com -b ou -p:

p?	b?
...anheira ...oço	...arraca
...erto ...anela	...ipa
...reto ...ola	...otão
...ule ...ião	...rato
...igode ...uraco	...raço
...onito ...ota	gru...o
...adeiro ...orta	ri...a
...ai ...raça	asso...io
...atata ...adrinho	vés...era
...oné ...arro	po...re

51) Marque com X a imagem que comece com da, de, di, do, du:

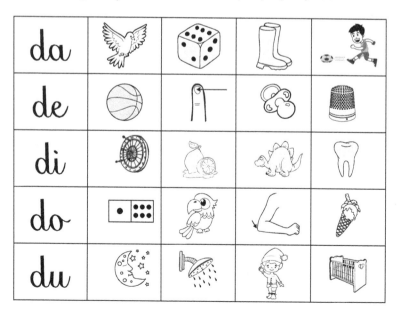

EXERCÍCIOS

52) Faça uma linha embaixo da frase correta:

a) Esqueci a chave da minha casa dentro do carro.
Esqueci a chafe da minha casa dentro do carro.

b)  O tapete do meu quarto está muito sujo.
O dapete do meu quarto está muito sujo.

c) O menino joga bola todos os dias.
O menino joga pola todos os dias.

d) Vou dar de presente para meu irmão uma canega.
Vou dar de presente para meu irmão uma caneca.

e)  A jarra de vidro da minha mãe quebrou.
A zarra de vidro da minha mãe quebrou.

53) Leia a frase abaixo e coloque os nomes certos de cada menina:

A Elisa está no centro, no seu lado esquerdo esta Vitória e no seu lado direito está Valentina.

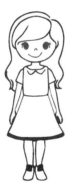 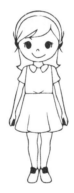 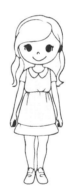

_____   _____   _____

54) Conte quantas vezes se repetem as letras m, n, c, g em cada fileira e escreva no quadro:

1	m n c g w m n n g c c d g n m m w n c
2	c d n n g g m m d c c c b g g n p n m
3	g w g b n n n d m b p c n m c g m g c
4	w n b p g g g m n m n m g d g c d
5	n m m c g g c g n m m n w d p p m c
6	w b d d d p g g c m n m g c m n m g c
7	b b n m n m c g g g c c c n m n m p g
8	d d g p n m b c b m n d p g g c n m n
9	n m n m m m w c c g c b d c g g c c c
10	m n g g g c p b g m n c g m n c g n m

	m	n	c	g
1				
2				
3				
4				
5				
6				
7				
8				
9				
10				

55) Ligue o desenho a seu nome:

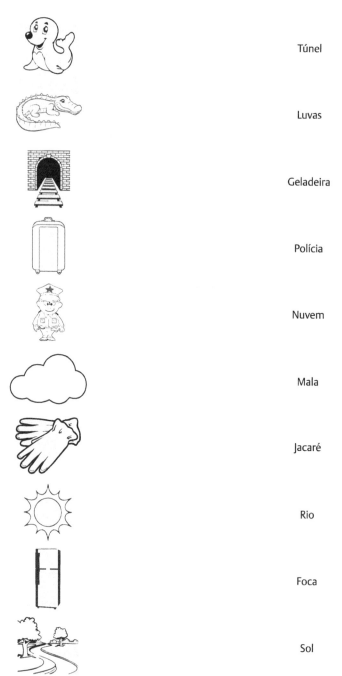

EXERCÍCIOS

56) Ordene a história e a copie a seguir:

Foi comprado em uma loja de animais, onde um senhor muito simpático deu um conselho de como cuidá-lo.

Nina ganhou um periquito.

Todos os dias tem que colocar água limpa e alpiste.

_____

_____

_____

57) Ordene as palavras e forme uma frase:

supermercado João um pirulito comprou no

a) _____

do Marcos Maria é filha

b) _____

A é vermelha melancia por dentro

c) _____

família A próximas viajará Torres nas todo o mundo férias

d) _____

58) Faça o que se pede:

Joana é uma tartaruga muito travessa que sempre quer brincar de se esconder.
Encontre Joana debaixo da mesa e faça um círculo vermelho.
Desenhe um pato na banheira que está ao lado de Joana.
Desenhe uma colher na mesa onde Joana está em cima.
Desenhe uma maçã na árvore que está atrás da Joana e 3 maçãs na árvore que está na frente da Joana.
Circule de azul o desenho onde Joana está dentro da banheira e de verde onde está fora.
Escreva 3 vogais no desenho da seta da esquerda e 3 consoantes na seta da direta.

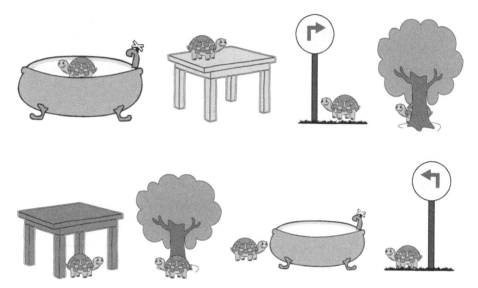

59) Ordene, escreva e desenhe:

Elisa	uma
boneca	tem

a) _____

Azul	uma
cor	é

b) _____

A	água
gelada	está

c) _____

carrinho	Lucas
um	tem

d) _____

EXERCÍCIOS

60) Complete com la, le, li, lo e lu:

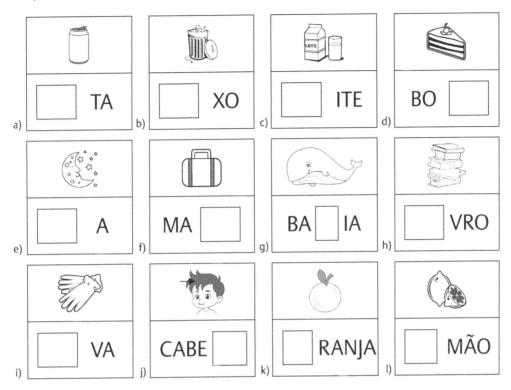

61) Escolha o contrário e escreva:

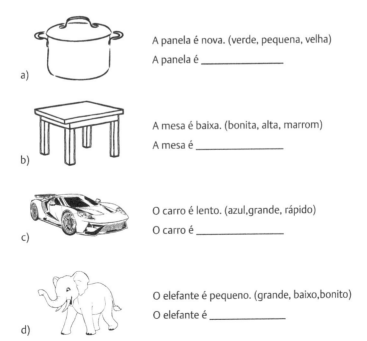

a) A panela é nova. (verde, pequena, velha)
A panela é _____

b) A mesa é baixa. (bonita, alta, marrom)
A mesa é _____

c) O carro é lento. (azul, grande, rápido)
O carro é _____

d) O elefante é pequeno. (grande, baixo, bonito)
O elefante é _____

62) Leia o texto e pinte o ônibus do jeito que Bruno imaginou:

Bruno desenhou um ônibus e gostaria que ele fosse vermelho; rodas verdes; janelas amarelas e porta azul.

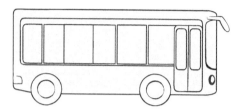

63) Complete as frases com o vocabulário adequado relacionado a uma casa.

a) Coloco a roupa suja na_____.
b) Ligo a _____para ver o jornal.
c) O _____ do meu quarto está quebrado.
d) A água da _____está muito quente.
e) O _____de pé da sala é novo.
f) Dependure a jaqueta no _____ e guarde no armário.
g) A _____ da cozinha está com uma perna quebrada.
h) O _____ da minha cama está muito duro.

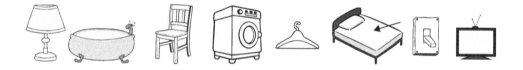

EXERCÍCIOS

64) Qual não deveria estar? Faça um X e explique o motivo:

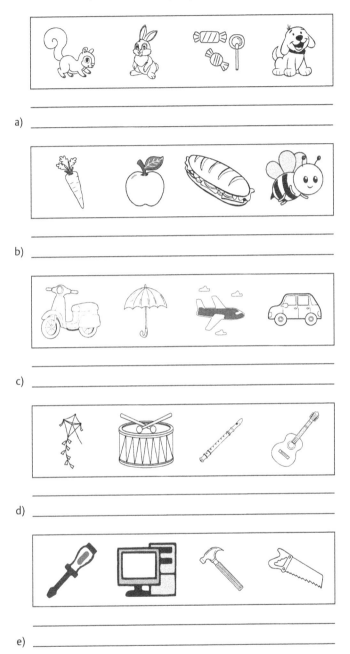

a) _____

b) _____

c) _____

d) _____

e) _____

65) Veja o desenho, represente e escreva:

desenho	represente	escreva
a) (bota)	☐ ☐	
b) (gato)	☐ ☐	
c) (vaca)	☐ ☐	
d) (fada)	☐ ☐	
e) (dado)	☐ ☐	

da	to	da	ga	do	va	bo	fa	ta	ca

66) Leia a história e escreva o nome dos desenhos:

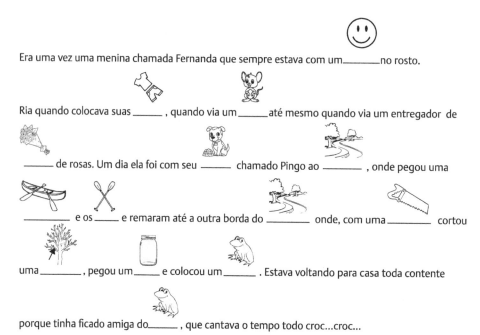

Era uma vez uma menina chamada Fernanda que sempre estava com um _____ no rosto.

Ria quando colocava suas _____ , quando via um _____ até mesmo quando via um entregador de

_____ de rosas. Um dia ela foi com seu _____ chamado Pingo ao _____ , onde pegou uma

_____ e os _____ e remaram até a outra borda do _____ onde, com uma _____ cortou

uma _____ , pegou um _____ e colocou um _____ . Estava voltando para casa toda contente

porque tinha ficado amiga do _____ , que cantava o tempo todo croc...croc...

EXERCÍCIOS

67) Leia as orações e marque com X a que representa melhor o desenho:

a)

( ) Débora está usando um biquíni bem bonito.

( ) Pedro está usando gorro e cachecol pelo frio.

( ) O bebê toma mamadeira e chupa chupeta.

b)

( ) Michele gosta de jogar com a minha bola.

( ) Marcos joga vôlei com seu amigo Artur.

( ) Gabriela toma banho de banheira.

c)

( ) Eu e meus amigos adoramos brincar de roda.

( ) Daniel adora comer sanduíche.

( ) Giovana gosta de colocar laço de fita no cabelo.

68) Responda as perguntas de acordo com a tabela:

	A	B	C	D	E
1			△		
2		➡			24
3	Não			45	
4					
5		☺		✚	
6	16				
7		W			
8				X	☺

1) Em qual quadrado está a seta preta?_____

2) Em qual quadrado está a cruz?_____

3) O que tem no quadrado E2?_____

4) O que diz no quadrado A3?_____

5) Em qual quadrado está o X?_____

6) Pinte o quadrado B4 e C4.

7) Faça um círculo no quadrado E4.

8) Faça um triângulo no quadrado C7.

9) Faça um retângulo no quadrado C8.

10) Escreva o número 13 no quadrado E7.

11) Em quais quadrados estão as "carinhas felizes"?_____

12) Qual a letra que está no quadrado B7?_____

13) Faça uma estrela no quadrado D6.

14) Pinte o triângulo do quadrado C1.

15) Em qual quadrado está o número maior?_____

16) Pinte da mesma cor os quadrados onde estão as "carinhas felizes".

69) Marque a sílaba que está faltando na palavra, escreva a palavra e depois escreva uma outra palavra com a mesma sílaba:

Palavras	1 sílaba	2 sílabas	3 sílabas	Palavra	Palavra nova
Cara___lo	pe	me	te		
Ele___te	tan	pan	fan		
Tele___ne	fo	to	mo		
Compu__dor	ma	ta	ja		
Borbo___ta	ne	me	le		
Espe___ça	fan	van	ran		
Matemá__ca	ti	bi	fi		
___télite	ba	Sa	la		
Orto__fia	fra	tra	gra		
Inteli__te	gen	ten	men		

70) Ordene as sílabas e escreva 1 palavra nova com as sílabas anteriores:

1 sílaba	2 sílabas	3 sílabas	Palavras	Palavras novas com as sílabas anteriores
pa	sa	to		
ne	ca	bo		
zi	bu	na		
ja	ti	bu		
to	ma	te		
lo	va	ca		
es	la	co		
ma	co	ca		
pi	le	co		
ne	pa	la		

71) Recorte, cole e monte a palavra:

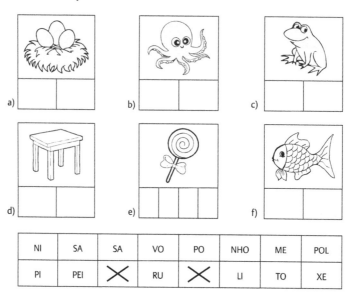

72) Conte, escreva o número que corresponde a cada figura e pinte:

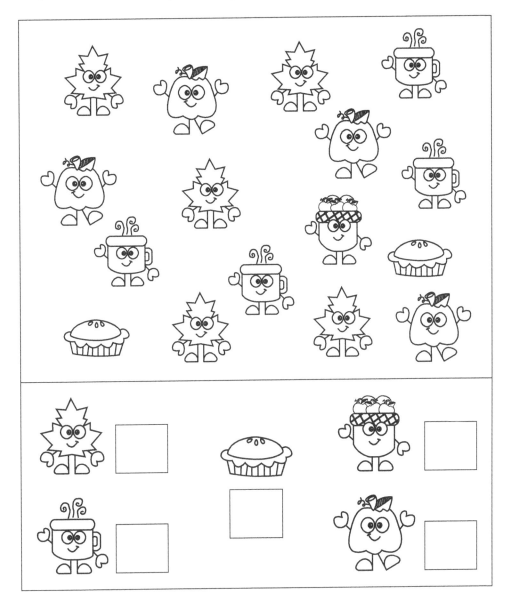

73) Classifique as palavras em posição inicial, mediana ou final de acordo com o som do -L:

Lata	Bola	Mala	Lua
Mel	Limão	Anel	Azul
Mola	Lápis	Galo	Lobo
Baleia	Canal	Sol	Livro

Inicial	Mediana	Final

74) Marque com X o desenho que tem -R no meio da palavra:

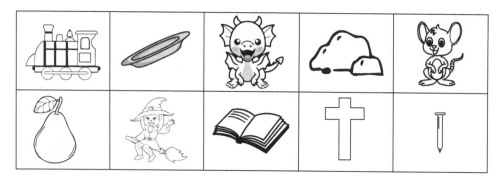

75) Marque com X o desenho que tem –R no começo:

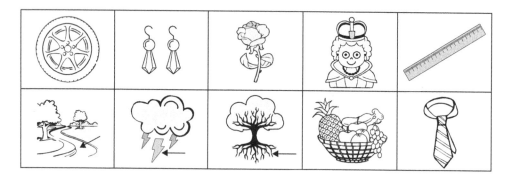

76) Faça um X nas roupas e nos acessórios de verão e circule as roupas e acessórios de inverno:

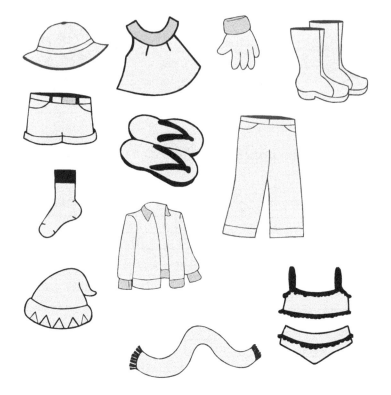

EXERCÍCIOS

77) Leia as definições, numere e escreva os nomes em cada desenho:

1 - Acessório usado na cabeça e que serve para proteger do sol.
2 - Mulher que tem poderes mágicos e voa em uma vassoura.
3 - Buraquinho que todos temos no meio da barriga.
4 - Qual é a cor da neve e do leite da vaca?
5 - Parte do corpo que vai do ombro até a mão.
6 - O que abotoa e não pode abrir facilmente?

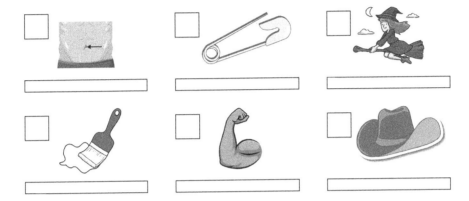

78) Complete com BR ou BL:

1) Ga___iela adora comer ___ócolis.

2) Pa___o fa___ica castelos com ____ocos de madeira.

3) ____anca vai fazer seu aniversário de ____anca de neve e sete anões.

4) ____uno gosta de escutar ___ues.

5) ___enda lê muito a bí___ia nas aulas de catequese.

79) Marque com X o sentido que usamos:

	👁	👃	👄	👂
🌹				
📺				
🧁				
🎺				
🍐				
🍦				
Perfume				

80) Faça um círculo no desenho que não pertence ao conjunto:

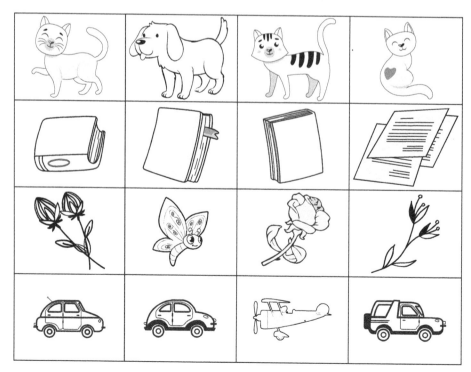

81) Ordene os desenhos por ordem de acontecimento:

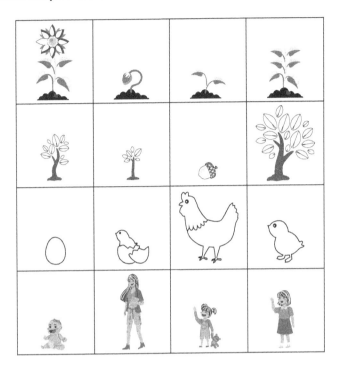

82) Pinte o retângulo que contém as consoantes que formam a palavra:

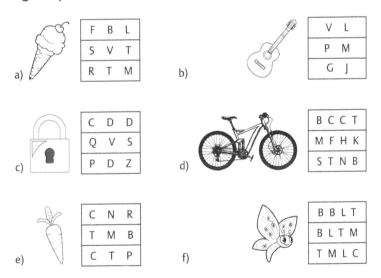

83) Marque com X os desenhos iguais:

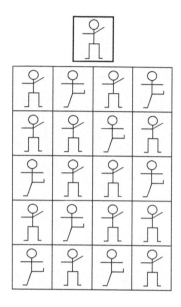

84) Faça um círculo na linha horizontal, na palavra igual aos modelos:

Modelos				
bebê	bebe	debé	bedé	bebê
dente	pente	dente	bente	demte
banana	bamana	danana	damana	banana
dormir	bormir	dornir	dormir	bonir
dedo	bebo	dedo	bedo	debo
borboleta	borboleta	dorboleta	bordoleta	dordoleta
Bernardo	Bernarbo	Bernardo	Dornardo	Dornarbo
moldura	molbura	noldura	modura	moldura

EXERCÍCIOS

39

85) Siga as instruções: pinte de amarelo os desenhos da esquerda e de verde os da direita e escreva o nome de cada desenho:

86) Relacione e ligue os sustantivos e adjetivos correspondentes:

Substantivos:

Carros

Monstros

Panteras

Festas

Nuvens

Adjetivos:

pretas

rápidos

brancas

horríveis

divertidas

87) Complete a tabela com adjetivos femininos, masculinos, singular e plural:

Adjetivo masculino	Adjetivo feminino	Adjetivo singular	Adjetivo plural
bonito			bonitos
	simpática		
pequeno		pequeno	
barbudo			
	antiga		antigos
velho		velho	

88) Classifique e relacione em substantivo individual ou coletivo: ovelha, cardume, enxame, peixe, manada, abelha, elefante, rebanho, árvore, bosque:

Substantivo individual	Substantivo coletivo

89) Forme palavras relacionando a numeração pedida e faça um desenho:

1 ro	2 re	3 mé	4 pa	5 de	6 bô
7 ri	8 rou	9 da	10 di	11 o	12 ta

a) 1 e 9..............................

b) 7 e 11..............................

c) 2 e 5..............................

d) 8 e 4..............................

e) 1 e 6..............................

f) 2 e 12..............................

g) 2, 3, 10 e 11......................

h) 7 e 4..............................

90) Ordene as sílabas e escreva a palavra:

a) le | te | são | vi _____

b) ta | bor | bo | le _____

c) ran | ça | es | pe _____

d) ca | po | ti | li _____

e) fra | en | que | cer _____

EXERCÍCIOS

91) Copie as frases escolhendo as palavras corretas:

a) Em dezembro/decembro as temperaturas são bem altas/autas e chove/xove bastante.
_____

b) Quando vou passear/pasear no parque sempre/senpre descanso na sonbra/sombra.
_____

c) Hoje/Hoge vou começar/comezar a fazer aulas de inglês/inglez.
_____

d) Eu gosto/gozto muito de comer maçã/maza.
_____

e) Fui no supermercado e comprei/conprei: arroz/aroz, feijão/feijam e carne para o almoço/almozo.
_____

92) Observe o desenho e escreva 3 orações:

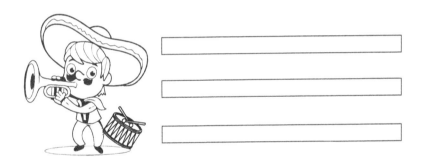

93) Faça o que se pede e trace o caminho da abelha:

1. Um quadrado para baixo.
2. Quatro quadrados para a direita.
3. Dois quadrados para baixo.
4. Dois quadrados para a esquerda.
5. Um quadrado para cima.
6. Dois quadrados para a esquerda.
7. Dois quadrados para baixo.
8. Quatro quadrados para a direita.

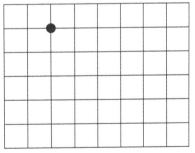

94) Complete o quadro formando as sílabas e escreva palavras com cada uma:

	a	e	i	o	u
b		be			
t				to	
m	ma				
p					pu
f			fi		
s		se			
l					lu
r			ri		
d	da				
v				vo	

95) Descubra a sílaba que falta depois de ler o enunciado:

1 - É um alimento feito com carne bi___	6 - O que os cães tem fa___
2 - Cai no inverno ___ve	7 - Cauda é o mesmo que ra___
3 - Animal que puxa o trenó re___	8 - Um conjunto de porcos é uma va___
4 - O leão é uma f___	9 - Um brinquedo bo__ca
5- É um alimento vegetal ___ve	10 - O contrário de velha é ___ ___

EXERCÍCIOS

96) Junte as sílabas e forme a palavra do desenho. Depois escreva 3 frases com cada palavra:

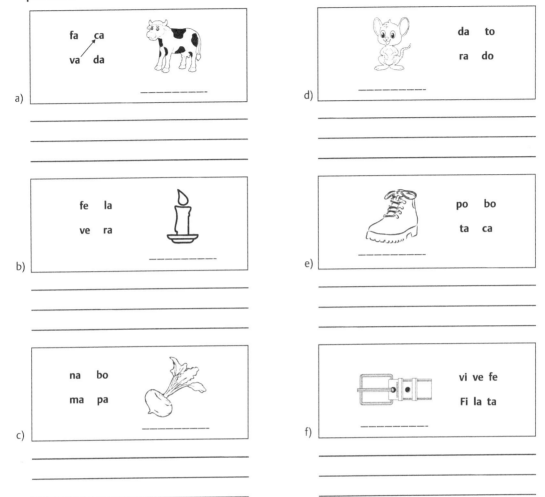

97) Junte os símbolos iguais e forme uma palavra:

98) Coloque o R no meio das palavras e forme novas palavras:

copo		cata	
ama		maca	
mata		fada	
maco		cala	
ceca		cuto	
coda		tade	
cuso		cico	
gafo		sote	
tuma		sudo	
suto		fono	

99) Leia as frases, marque onde está o erro e escreva corretamente:

a) Vou comprar o remédios em farmácia mais próxima.

_____

b) A rua os pedestre tem uma faixa própria, que tem que ser respeitada.

_____

c) A carpinteiro este usando a serra.

_____

d) Na nossa casa tem das televisões.

_____

e) Minhas avós vivem em uma cidade bem pequena.

_____

f) Hoje meu e meus amigos vamos nos reunir para conversarmos.

_____

g) Acabamos de construir minha casa e agora vamos mudar.

_____

EXERCÍCIOS **45**

100) Siga as instruções, observe a tabela e os símbolos e crie palavras:

* ra	#bo	+ to	- ta	& ca
$ ga	? mi	; ru	: fe	. pa

a) *+ _____

b) #& _____

c) +& _____

d) .- _____

e) &* _____

f) $- _____

g) ;$ _____

h) &: _____

i) .* _____

j) ?+ _____

RESPOSTAS

1) a) **E**scada

b) **O**vo

c) **U**va

d) **I**lha

e) **A**nel

2) a) **BA**LEIA

b) **BI**CO

c) **BO**LO

d) **BE**BÊ

e) **BU**LE

3) (Cachorro) Quinta Cota

Cabelo (Queijo) Cubo

Cenoura (Cola) Caixa

Coelho (Cubo) Casa

4)

Dado	Dente	Doce	Duende

5)

Foca	Figura
Faca	Furacão
Festa	Café

6) a) _____ GATO _____   b) _____ GOTA _____

c) _____ GOLA _____   d) _____ GUETO _____

e) _____ GUDE _____   f) _____ GALA _____

g) _____ GUITARRA _____   h) _____ GORRA _____

i) _____ GALO _____   j) _____ GUERRA _____

7)

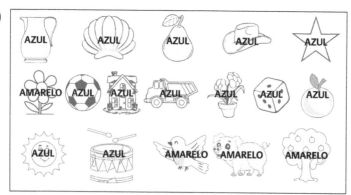

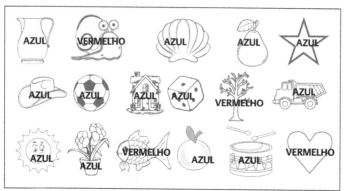

8) a) seis   f) dois
   b) oito   g) cinco
   c) dez   h) um
   d) sete   i) três
   e) nove   j) quatro

9)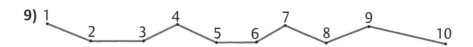

10)
```
S E T E M B R O M L P N D Y I O B A R J F
O P M N B B I U R T R M A I O M N F S Z W
J U L H O M B T M K M C R T O A B R I L Q
M X X M N J L U U N O V E M B R O J F D S
J A N E I R O B N Z S A M A R Ç O M N J K
M O N J C V M R P O L O P L P J U N H O M
B V C N M O L O D M K D E Z E M B R O M K
A G O S T O O H F E V E R E I R O N A S D
```

11) a) JAULA
    b) JEGUE
    c) JACARÉ
    d) JIBOIA
    e) JOANINHA
    f) JARDIM

RESPOSTAS

12)

a)
1. LADO
2. LAMA
3. LAJE
4. LAGO

b)
1. LEMA
2. LENHA
3. LEVO
4. LEVE

c)
1. LIMA
2. LISO
3. LIXO
4. LIDA

d)
1. LONA
2. LOBO
3. LOGO
4. LOTE

e)
1. LUA
2. LUTO
3. LUVA
4. LUPA

13)

a) ÇÃ / LA / PA

b) DO / SA / NU

c) TO / LA / CA

d) DO / LA / RO

e) NA / NHA / LHO

14)
a) 5
b) 7
c) 3
d) 4
e) 6
f) 8
g) 2
h) 9
i) 1

15)

a)
puilo	(quilo)	cilo
qilo	pilo	bilo
dilo	quio	quil

b)
roba	rroda	doda
voda	toda	dorra
daro	(roda)	roba

c)
pemte	pete	mete
mente	penfe	(pente)
qente	quente	petem

16)
VERMELHO AMARELO VERDE AZUL AMARELO VERMELHO

VERDE AZUL VERDE AMARELO VERMELHO AZUL

17) a) BO**NE**CA
b) BIQUI**NI**
c) CA**NU**DO
d) BA**NANA**
e) MA**NE**QUIM
f) CE**NO**URA

18)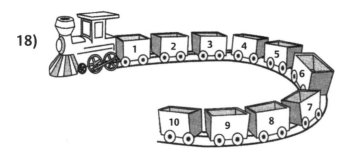

19)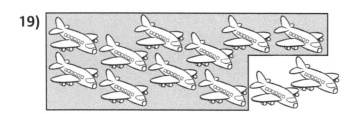

20) a)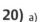

b)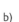

c)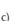

RESPOSTAS 51

21) a) A E **I** O U

b) **O** U A I E

c) E **A** U O I

d) A E I **O** U

e) U O I **E** A

f) A E **I** O U

g) I O U A **E**

22)

PATO	TOPAATOPOTAPPOTA**PATO**IOAPPOAT
AZUL	LUZAZULLLAZUZULA**AZUL**UZALZAUL
LIVRO	OVRILRIVOLLOVIR**LIVRO**IROLRILOV
BRAÇO	ORÇABÇABROROBÇABROÇA**BRAÇO**RO
PRAIA	RALAPAPALARAPRLA**PRAIA**AIPARPAR
CAMISA	ASIMACMISACAMASICA**CAMISA**SAMI
FAZER	ERZAFZAFERREZAF**FAZER**ZEFARZERA
ÁRVORE	REVORÁVÁRERO**ÁRVORE**VOERÁRVÁ

23)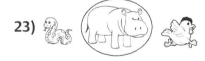

24)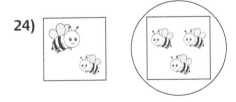

25)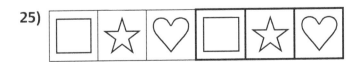

26)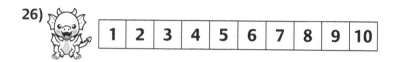

27)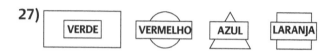

28) a) alho   b) xícara   c) chuva

29)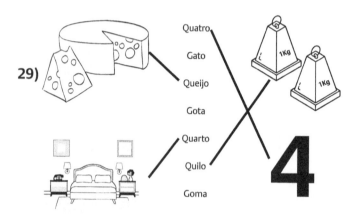

30) a) perereca
    b) sereia
    c) orelha
    d) parafuso
    e) natureza

31) a) Pedras   b) Frutas   c) Prato   d) Braço   e) Dragão   f) Trave

32) a) Régua   b) Roda   c) Rede   d) Remo   e) Rama

RESPOSTAS

33)

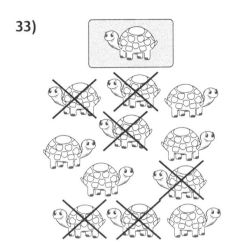

34)

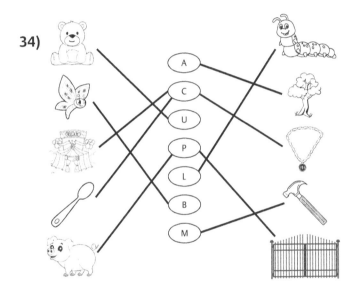

35)

a) | Saia ||||
| S | a | i | a |

b) | Sino |||
| S | i | n | o |

c) | Sopa |||
| S | o | p | a |

d) | Seta ||
| S | e | t | a |

e) | Suco ||
| S | u | c | o |

36) a) TATU
b) TELEVISÃO
c) TIJOLO
d) TOMATE
e) TUBO

37) (X) A uva está entre a cereja e a laranja.
( ) A cereja é a última fruta.
( ) A banana está entre a uva e o kiwi.
(X) A laranja está no meio.
( ) O kiwi é o primeiro.

38) a) O cantor toca _____violão_____ e canta durante todo o show.
b) A moça usou um _____vestido_____ vermelho muito bonito.
c) O _____vulcão_____ solta muita lava destruindo tudo ao seu redor.
d) A _____vaca_____ fornece o leite para ser consumido pelas pessoas.
e) O ___vovô___ e a ___vovó___ virão passar férias conosco este ano.

39)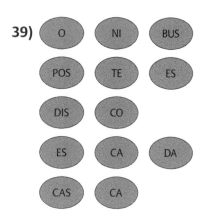

40) a) linha
b) Monta
c) pinho
d) banho

41) a) Folha
b) Mulher
c) Joelho
d) Baralho
e) Ampulheta

42)
```
L E A O M N J K L O P J Y T R D G Y G F
V B H M R A T O M G R Y I O L T Y I K I
N J Y R E S A O U Z M N P J K I O L O B
M I P L O T U J N U O L A B I R T Y U O
G I R A F A M Z S M B I T O L N M R Y R
A S W Q Z X C D R A T M O K L H J K I B
V Z X Z C X B D D D E S D A Y N S A P O
U T M N J O P O R C O M N B H K O I N L
L M J I O K H G H B H U R S O M N K B E
M J K I B H Y U M O M N Y N M I M N U T
K I U H M U B B V M K L O I U Y H B V A
```

RESPOSTAS

43)

Frutas	Verduras
Maçã	Alface
Laranja	Cenoura
Melancia	Batata
Melão	Pepino
Morango	Vagem
Goiaba	Brócolis
Mamão	Beterraba
Tangerina	Berinjela
Uva	Couve
Cereja	Mandioca

44)

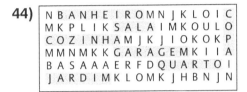

45)

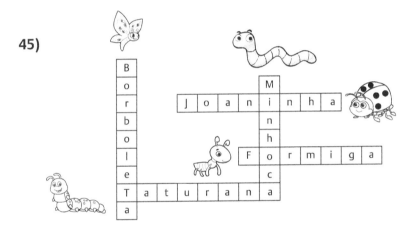

1. Borboleta   2. Formiga   3. Joaninha   4. Minhoca   5. Taturana

46)

a)
1. O barco do meu avô é azul.
2. Vi um barco enorme ancorado no porto.
3. Fomos de férias em um cruzeiro com um barco de 5 andares.

b)
1. Usamos o garfo e a faca nas refeições.
2. Meu irmão tem um garfo pequeno só dele.
3. Devemos ter cuidado com os garfos para não machucar a boca.

c)
1. O gelo derreteu antes de esfriar as bebidas na caixa térmica.
2. Usamos muito o gelo para gelar as bebidas no calor.
3. Meu pai toma muita água com gelo.

d)
1. Eu usei o escorregador na escola hoje.
2. O escorregador do parque perto da minha casa é amarelo.
3. Tenho um escorregador de plástico em casa.

e)
1. Meu vizinho joga dominó todas as segundas-feiras.
2. Temos várias versões de dominó.
3. Adoramos fazer campeonato de dominó na escola.

47)

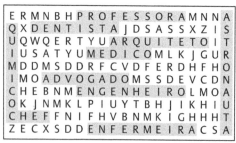

```
E R M N B H P R O F E S S O R A M N N A
Q X D E N T I S T A J D S A S S X Z I S
U Q W Q E R T Y U A R Q U I T E T O I T
I U S A T Y U M E D I C O M L K J G U R
M D D M S D D R F C V D F E R D H F H O
I M O A D V O G A D O M S S D E V C D N
C H E B N M E N G E N H E I R O L M O A
O K J N M K L P I U Y T B H J I K H I U
C H E F F N I F H V B N M K I G H H H T
Z E C X S D D E N F E R M E I R A C S A
```

Médico – Professora – Arquiteto – Dentista – Químico – Astronauta – Advogado - Engenheiro – Chef - Enfermeira

Médico	Professora	Engenheiro	Chef	Químico
Dentista	Arquiteto	Enfermeira	Astronauta	Advogado

48)

Lápis	Lamis X	1.	Lápis escreve com p
Limão	Limam X	2.	Limão escreve com o e til
Romulado X	Rotulado	3.	Rotulado escreve com t
Etucacao X	Educação	4.	Educação escreve com d
Céu	Cel X	5.	Céu escreve com u
Restaurante	Restalrante X	6.	Restaurante escreve com u
Cocido X	Cozido	7.	Cozido escreve com z
Búfalo	Buvalo X	8.	Búfalo escreve com f
Panana X	Banana	9.	Banana escreve com b
Ônibus	Unibuz X	10.	Ônibus escreve com o e s
Matemática	Mademadica X	11.	Matemática escreve com t
Ponpa X	Bomba	12.	Bomba escreve com b e m
Esporte	Exborte X	13.	Esporte escreve com s e p
Calça	Calza X	14.	Calça escreve com cedilha
Lençol	Lenzou X	15.	Lençol escreve com cedilha e l

49)

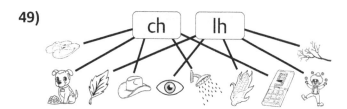

ch   lh

RESPOSTAS

50) banheiro, perto, preto, bule, bigode, bonito, padeiro, pai, batata, boné, poço, panela, bola, pião, buraco, bota, porta, praça, padrinho, barro, barraca, pipa, botão, prato, braço, grupo, ripa, assobio, véspera, pobre

(underline on the b/p letters in each word)

51)

da	✓ (pássaro)	✗ (dado)	(bota)	(menino)
de	(bola)	(dedo)	(uvas)	✗ (rede)
di	(disco)	(pera)	✗	(dente)
do	✗ (dominó)	(pássaro)	(braço)	(sorvete)
du	(lua)	✗ (chuva)	(duende)	(berço)

52)
a) Esqueci a chave da minha casa dentro do carro.

b) O tapete do meu quarto está muito sujo.

c) O menino joga bola todos os dias.

d) Vou dar de presente para meu irmão uma caneca.

e) A jarra de vidro da minha mãe quebrou.

53)

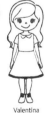
Valentina

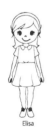
Elisa

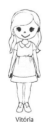
Vitória

54)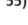

	m	n	c	g
1	4	5	4	3
2	3	4	4	5
3	3	4	3	3
4	4	3	1	5
5	5	3	3	3
6	4	2	3	4
7	4	4	4	4
8	3	4	2	3
9	4	2	7	3
10	4	4	3	6

55)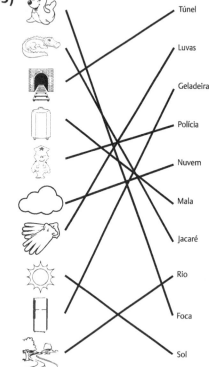

56) 1. Nina ganhou um periquito.

2. Foi comprado em uma loja de animais, onde um senhor muito simpático deu um conselho de como cuidá-lo.

3. Todos os dias tem que colocar água limpa e alpiste.

57) a) João comprou um pirulito no supermercado.

b) Maria é filha do Marcos.

c) A melancia é vermelha por dentro.

d) A família Torres viajará todo mundo nas próximas férias.

RESPOSTAS

58) Joana é uma tartaruga muito travessa que sempre quer brincar de se esconder.
Encontre Joana debaixo da mesa e faça um círculo vermelho.
Desenhe um pato na banheira que está ao lado de Joana.
Desenhe uma colher na mesa onde Joana está em cima
Desenhe uma maçã na árvore que está atrás da Joana e 3 maçãs na árvore que está na frente da Joana.
Circule de azul o desenho onde Joana está dentro da banheira e de verde onde está de fora.
Escreva 3 vogais no desenho da seta da esquerda e 3 consoantes na seta da direta.

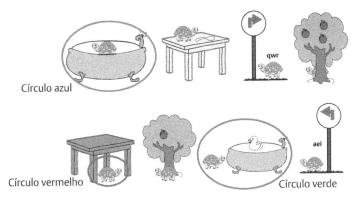

59) a) Elisa tem uma boneca.
b) Azul é uma cor.
c) A água está gelada.
d) Lucas tem um carrinho.

60) a) **LA**TA
b) **LI**XO
c) **LE**ITE
d) BO**LO**
e) **LU**A
f) MA**LA**
g) BA**LE**IA
h) **LI**VRO
i) **LU**VA
j) CABE**LO**
k) **LA**RANJA
l) **LI**MÃO

61) a) A panela é velha.
b) A mesa é alta.
c) O carro é rápido.
d) O elefante é grande.

62) Bruno desenhou um ônibus e gostaria que ele fosse vermelho; rodas verdes; janelas amarelas e porta azul.

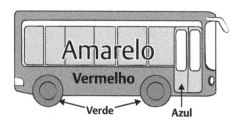

63) Coloco a roupa suja na __lavadoura ou máquina de lavar__.
Ligo a _____televisão_____ para ver o jornal.
O _____apagador_____ do meu quarto está quebrado.
A água da _____banheira_____ está muito quente.
O _____abajour_____ de pé da sala é novo.
Dependure a jaqueta no _____cabide_____ e guarde no armário.
A _____cadeira_____ da cozinha está com uma perna quebrada.
O _____colchão_____ da minha cama está muito duro.

64) a) Doce, porque não é um animal e os demais são.

b) Abelha, porque não é comida e os demais são.

e) Guarda-chuva, porque não é meio de transporte e os demais são.

f) Pipa, porque não é instrumento musical e os demais são.

g) Computador, porque não é ferramenta e os demais são.

65)

desenho	represente		escreva
(bota)	bo	ta	bota
(gato)	ga	to	gato
(vaca)	va	ca	vaca
(fada)	fa	da	fada
(dado)	da	do	dado

RESPOSTAS

66) Era uma vez uma menina chamada Fernanda que sempre estava com um <u>sorriso</u> no rosto.

Ria quando colocava suas <u>roupas</u>, quando via um <u>rato</u> até mesmo quando via um entregador de

<u>buquê</u> de rosas. Um dia ela foi com seu <u>cachorro</u> chamado Pingo ao <u>rio</u>, onde pegou uma

<u>canoa</u> e os <u>remos</u> e remaram até a outra borda do <u>rio</u>, onde, com uma <u>serra</u>, cortou

uma <u>rama da árvore</u>, pegou um <u>vidro</u> e colocou um <u>sapo</u>. Estava voltando para casa toda contente

porque tinha ficado amiga do <u>sapo</u>, que cantava o tempo todo croc...croc...

67) a) (x) Pedro está usando gorro e cachecol pelo frio.
b) (x) Gabriela toma banho de banheira.
c) (x) Eu e meus amigos adoramos brincar de roda.

68)

	A	B	C	D	E
1			▲		
2		➡			24
3	Não			45	
4					◯
5		☺		✚	
6	16			☆	
7		W	△		13
8			▭	X	☺

1) Está no B2
2) Está no D5
3) O número 24
4) Diz não
5) Está no D8
6) (tabela)
7) (tabela)
8) (tabela)
9) (tabela)
10) (tabela)
11) Estão no B5 e no E8
12) A letra W
13) (tabela)
14) (tabela)
15) Está no D3
16) (tabela)

69)

Palavras	1 sílaba	2 sílabas	3 sílabas	Palavra	Palavra nova
Cara___lo	pe	me X	te	Caramelo	Melão
Ele___te	tan	pan	fan X	Elefante	Fantástico
Tele___ne	fo X	to	mo	Telefone	Foca
Compu__dor	ma	ta X	ja	Computador	Tapete
Borbo___ta	ne	me	le X	Borborleta	Lesma
Espe___ça	fan	van	ran X	Esperança	Rancho
Matemá__ca	ti X	bi	fi	Matemática	Tijolo
___télite	ba	Sa X	la	Satélite	Sabonete
Orto__fia	fra	tra	gra X	Ortografia	Grampo
Inteli__te	gen X	ten	men	Inteligência	Gente

70)

1 sílaba	2 sílabas	3 sílabas	Palavras	Palavras novas com as sílabas anteriores
pa	sa	to	sapato	pato/sapo/tomada
ne	ca	bo	boneca	neve/casa/bota
zi	bu	na	buzina	zinco/burro/navio
ja	ti	bu	jabuti	janela/time/burraco
to	ma	te	tomate	toalha/mato/teatro
lo	va	ca	cavalo	louca/vaca/cabelo
es	la	co	escola	estojo/lama/copo
ma	co	ca	macaco	malhada/copa/camelo
pi	le	co	picole	piolho/lenha/comida
ne	pa	la	panela	negócio/pasta/labirinto

71)
a) NINHO
b) POLVO
c) SAPO
d) MESA
e) PIRULITO
f) PEIXE

72)

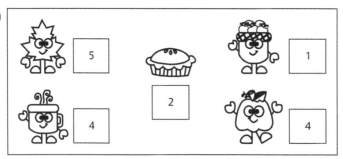

73)

Inicial	Mediana	Final
Lata	Bola	Mel
Lua	Mala	Anel
Limão	Mola	Azul
Lápis	Galo	Canal
Lobo	Baleia	Sol
Livro		

74)

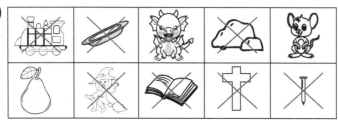

RESPOSTAS   **63**

75)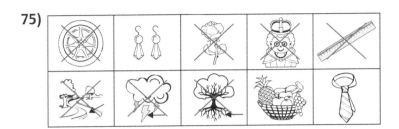

76)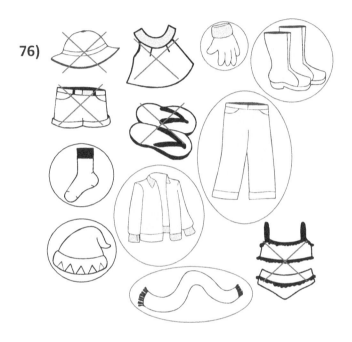

77)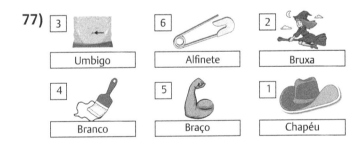

78) 1) Ga_br_iela adora comer _br_ócolis.

2) Pa_bl_o fa_br_ica castelos com _bl_ocos de madeira.

3) _Bl_anca vai fazer seu aniversário de _br_anca de neve e sete anões.

4) _Br_uno gosta de escutar _bl_ues.

5) _Br_enda lê muito a bí_bl_ia nas aulas de catequese.

79)

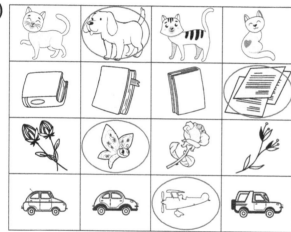

80)

81)

RESPOSTAS

82)

a)
F	B	L
~~S~~	~~V~~	~~T~~
R	T	M

b)
~~V~~	~~X~~	
P	M	
G	J	

c)
~~C~~	~~B~~	~~D~~
Q	V	S
P	D	Z

d)
~~B~~	~~C~~	~~T~~
M	F	H	K
S	T	N	B

e)
C	~~N~~	R
T	M	B
C	T	P

f)
~~B~~	~~B~~	~~T~~
B	L	T	M
T	M	L	C

83)

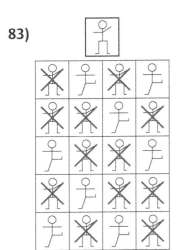

84)

Modelos				
bebê	bebe	debé	bedé	(bebê)
dente	pente	(dente)	bente	demte
banana	bamana	danana	damana	(banana)
dormir	bormir	dornir	(dormir)	bonir
dedo	bebo	(dedo)	bedo	debo
borboleta	(borboleta)	dorboleta	bordoleta	dordoleta
Bernardo	Bernarbo	(Bernardo)	Dornardo	Dornarbo
moldura	molbura	noldura	modura	(moldura)

85)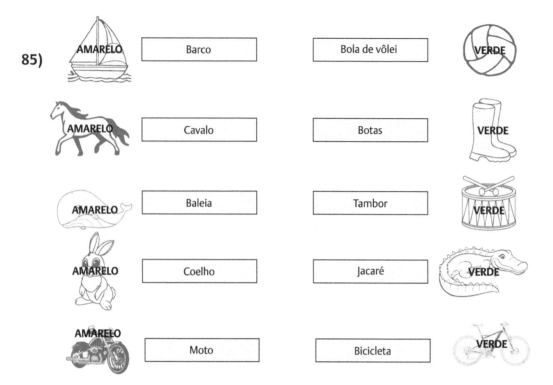

86)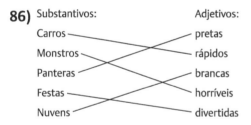

Substantivos: Adjetivos:
Carros — rápidos
Monstros — horríveis
Panteras — pretas
Festas — divertidas
Nuvens — brancas

87)

Adjetivo masculino	Adjetivo feminino	Adjetivo singular	Adjetivo plural
bonito	bonita	bonito	bonitos
simpático	simpática	simpático	simpáticos
pequeno	pequena	pequeno	pequenos
barbudo	barbuda	barbudo	barbudos
antigo	antiga	antigo	antigos
velho	velha	velho	velhos

RESPOSTAS

88)

Substantivo individual	Substantivo coletivo
Ovelha	Rebanho
Peixe	Cardume
Abelha	Enxame
Elefante	Manada
Árvore	Bosque

89) a) 1 e 9.......roda.......   b) 7 e 11.......rio.......

c) 2 e 5.......rede.......   d) 8 e 4.......roupa.......

e) 1 e 6.......robô.......   f) 2 e 12.......reta.......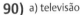

g) 2, 3, 10 e 11.......remédio.......   h) 7 e 4.......ripa.......

90) a) televisão

b) borboleta

c) esperança

d) política

e) enfraquecer

91) a) Em dezembro as temperaturas são bem altas e chove bastante.

b) Quando vou passear no parque sempre descanso na sombra.

c) Hoje vou começar a fazer aulas de inglês.

d) Eu gosto muito de comer maçã.

e) Fui no supermercado e comprei: arroz, feijão e carne para o almoço.

92)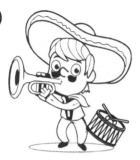

João usa chapéu e tem bigode.

Ele toca trompete e tambor.

Usa os instrumentos e sua voz para ganhar dinheiro.

93)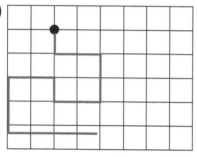

94)

	a	e	i	o	u
b	ba	be	bi	bo	bu
	Bata	bebe	bico	bode	buda
t	ta	te	ti	to	tu
	Taco	tema	tico-tico	toca	tucano
m	ma	me	mi	mo	mu
	Mala	medo	milho	molho	mula
p	pa	pe	pi	po	pu
	Pato	peteca	pintinho	porco	pura
f	fa	fe	fi	fo	fu
	Faca	felino	figa	fogo	fulano
s	sa	se	si	so	su
	sapo	selo	silo	sono	suino
l	la	le	li	lo	lu
	lata	leito	lição	longe	lugar
r	ra	re	ri	ro	ru
	rata	reto	rico	rocha	ruga
d	da	de	di	do	du
	dado	dedo	disco	dominó	ducha
v	va	ve	vi	vo	vu
	vale	vela	vingador	você	vulcão

RESPOSTAS
69

95)

1 - É um alimento feito com carne bi_fe_	6 - O que os cães tem fa_ro_
2 - Cai no inverno _ne_ve	7 - Cauda é o mesmo que ra_bo_
3 - Animal que puxa o trenó re_na_	8 - Um conJunto de porcos é uma va_ra_
4 - O leão é uma f_era_	9 - Um brinquedo bo_ne_ca
5- É um alimento vegetal _cou_ve	10 - O contrário de velha é _nova_

96) a) vaca   b) vela   c) beterraba   d) rato   e) bota   f) fivela

a) A vaca dá leite.

A vaca tem 4 patas.

Na fazendo do meu avô tem muitas vacas.

b) A vela está acessa o dia todo na igreja.

Na minha casa tem uma vela perfumada

Vou acender uma vela para meu santo.

c) Comprei beterraba na feira.

Meu tio adora beterraba na salada.

Vi uma plantação de beterraba na saída da cidade.

d) O rato é um animal muito esperto.

Na fazenda tem muitos ratos perto do celeiro.

O rato adora comer queijo.

e) Tenho uma bota preta e uma marrom.

Gosto de usar minha bota no frio.

Tem empresa que os empregados são obrigados a usar bota de segurança.

f) Meu cinto está com fivela quebrada

A fivela do meu vestido é vermelha.

Minha tia ganhou uma fivela de prata.

97)

●	borboleta
□	árvore
⊡	circo
△	caderno

98)

copo	corpo	cata	carta
ama	arma	maca	marca
mata	Marta	fada	farda
maco	marco	cala	Carla
ceca	cerca	cuto	curto
coda	corda	tade	tarde
cuso	curso	cico	circo
gafo	garfo	sote	sorte
tuma	turma	sudo	surdo
suto	surto	fono	forno

MANUAL + ATIVIDADES = APRENDER

99) a) Vou comprar os remédios em uma farmácia mais próxima.

b) Na rua os pedestres têm uma faixa própria, que tem que ser respeitada.

c) O carpinteiro esta usando uma serra.

d) Na nossa casa tem duas televisões.

e) Meus avós vivem em uma cidade bem pequena.

f) Hoje eu e meus amigos vamos nos reunir para conversar.

g) Acabamos de construir nossa casa e agora vamos mudar.

100)
a) *+ _____Rato_____
b) #& _____Boca_____
c) +& _____Toca_____
d) .- _____Pata_____
e) &* _____Cara_____
f) $- _____Gata_____
g) ;$ _____Ruga_____
h) &: _____Café_____
i) .* _____Para_____
j) ?+ _____Mito_____